NOTICE

sur l'introduction

DES PRINCIPES

MÉDICAMENTEUX

DANS L'ÉCONOMIE ANIMALE,

AU MOYEN

DE LA VAPEUR

ADMINISTRÉE

en *Bains et en Douches.*

1843.

NOTICE

sur l'introduction

DES PRINCIPES MÉDICAMENTEUX

DANS L'ÉCONOMIE ANIMALE,

AU MOYEN

DE LA VAPEUR ADMINISTRÉE EN BAINS ET EN DOUCHES.

1843

ÉTABLISSEMENT

des Bains et Douches de vapeurs à domicile,

A LA PHARMACIE GIRAUD,

Rue Neuve, nº 1,

A CLERMONT-FERRAND.

NOTICE

sur l'introduction

DES PRINCIPES

MÉDICAMENTEUX

DANS L'ÉCONOMIE ANIMALE,

AU MOYEN

DE LA VAPEUR ADMINISTRÉE EN BAINS ET
EN DOUCHES.

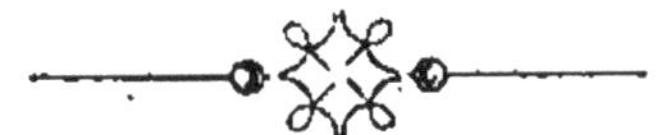

MONSIEUR LE DOCTEUR,

Une pensée toute médicale a pré-
sidé à la formation de l'Etablissement
de bains et de douches de vapeurs

que nous avons fondé, il y six ans, à Clermont, rue Neuve. Nous avons voulu offrir à MM. les médecins le moyen d'appliquer la vapeur d'eau, soit simple, soit chargée de principes médicamenteux, au traitement des maladies humaines.

Chaque année, depuis six ans, nous nous sommes occupés de l'étude des substances médicamenteuses dont nous pouvions vaporiser les principes, de manière à les faire arriver par voie endermique et sous l'action favorisante de la vapeur, afin de pouvoir produire d'heureuses modifications de l'état morbide.

Les cures les plus remarquables ont été obtenues par ceux de MM. les médecins qui ont attaché de l'intérêt à

notre idée, qui l'ont soumise à l'étude
et à l'expérimentation. Mais ces succès sont restés enfermés dans le cercle
particulier de chaque clientelle, parce
qu'il nous a semblé qu'au médecin
seul était réservé le droit et le pouvoir
de les en faire sortir utilement en les
publiant.

Mais, sans toucher à aucune con—
vènance médicale, nous pouvons vous
faire connaître le résultat général des
observations faites sous nos yeux, à
vous, Monsieur, qui ne reculez de-
vant l'examen d'aucune pensée dont
la médecine puisse retirer une cer—
taine utilité pratique.

Nous ne vous parlerons pas ici, par
respect pour un temps précieux, de
l'extension considérable qu'ont prise,

depuis quinze ans, les bains de vapeurs dans le domaine thérapeutique; les affections rhumatismales, les maladies de la peau et autres, nous donnent tous les jours des preuves des bons effets qu'on peut en retirer. Nous vous dirons de suite que des faits nombreux, mais encore peu répandus, recueillis par d'honorables praticiens, attestent la puissance énergique de l'action médicamenteuse, *lorsque la vapeur est donnée pour véhicule à un médicament*. Le médicament pénétré par le calorique et par l'eau, dissous, divisé infiniment, est-il présenté à nos tissus dans les conditions physiques les plus propres à le faire admettre? ou bien nos tissus reçoivent-ils du contact de la vapeur une disposition physiologique favorable à l'acceptation et à l'introduction du principe médicamenteux ? Ces deux phénomènes ont-ils lieu simultané-ment pour expliquer l'énergie, si accrue dans cette circonstance, de l'action médicamenteuse? C'est là ce que décideront les travaux de l'avenir.

Nous nous bornerons à vous signaler dans cette lettre les préparations médicamenteuses principales qui ont été adressées, en bains et douches de vapeurs, avec un succès remarquable, à deux grands ordres de maladie, les scrofules et les cancers.

Les tumeurs scrofuleuses et les tumeurs cancéreuses, avec ou sans ulcération, anciennes, jusque-là ré-fractaires à divers modes de traite-ment, ont subi les plus heureuses modifications sous l'emploi des douches de vapeurs d'iode, auquel on associait parfois les extraits de ciguë, d'opium, de belladone, etc.

Si vous voulez, Monsieur le docteur, attacher quelques instants vos regards sur la rapide notice qui va suivre, et qui est elle-même un extrait concis de longues et laborieuses recherches, vous connaîtrez tous les résultats d'observations et d'expérimentations faites depuis plusieurs années sur cette intéressante matière.

BAINS ET DOUCHES

DE VAPEURS

médicamenteuses

APPLIQUÉES

AU TRAITEMENT DES MALADIES.

Maladies particulières dans lesquelles ce traitement a été mis
en usage.

———•———

Si le corps est plongé pendant quinze
ou vingt minutes dans la vapeur chargée d'un arome quelconque, cet arome
se conserve dans le tissu de la peau et

s'en exhale pendant plusieurs jours. Si la substance traversée par la vapeur n'est que peu ou point aromatique, mais seulement sapide, la saveur spéciale de la substance est déposée sur la peau. C'est ainsi qu'on retrouve et qu'on constate aisément sur l'enveloppe cutanée la saveur amère, la saveur acide, la saveur salée, après l'usage des bains de vapeurs renfermant des principes amers, acides, salés.

Ce n'est donc point seulement le principe aromatique, volatil, mais tous les principes sapides, virtuels de cette même substance que la vapeur pénètre, divise, dissout, enlève et dépose à l'orifice béant, aspirateur de nos vaisseaux absorbants qui les entraînent et les versent à leur tour dans le torrent de la circulation.

Tel est sur ce sujet le résultat de

notre longue expérience que nous considérons comme un fait désormais acquis à la science, que toutes les substances de la matière médicale, à éléments solubles, aromatiques ou non, peuvent être introduites dans l'économie par voie endermique, à des doses considérables, au moyen de la vapeur chargée des principes de ces substances.

Nous exposons simplement ici le fait, laissant à MM. les médecins à en tirer les conséquences qu'il leur paraîtra renfermer. Nous allons leur faire connaître les substances médicamenteuses qui ont été administrées en vapeurs par quelques praticiens, avec de remarquables succès, ainsi que les cas pathologiques auxquels elles ont été adressées.

IODE.
IODURE
DE POTASSIUM. Des tumeurs scrofuleuses énormes, des engorgements lymphatiques ganglionnaires, cellulaires, fort anciens, et jusque-là réfractaires, ont cédé sous l'action des douches de vapeurs iodurées.

IODE.
AVEC EXTRAIT
DE CIGUE, OPIUM. Des tumeurs cancéreuses, avec ou sans ulcération, ont été converties et résolues sous l'influence des douches de vapeurs, dans lesquelles les extraits de ciguë, d'opium, de belladone, etc., étaient associés à l'iode.

IODURE DE FER. Ce médicament a été administré en bains de vapeurs, avec un notable succès , dans le traitement de la chlorose et de l'aménorrhée ; dans la diminution ou la suppression du flux menstruel par suite d'affections chroniques des viscères abdominaux.

VARECHS. Nous avons fréquemment administré des bains de vapeurs aux varechs assaisonnés d'hydrochlorate de soude, à des enfants faibles, lymphatiques, scrofuleux, rachitiques.

CYANURES. Ont été employés en bains et en douches de vapeurs dans certaines maladies de la peau

Quelques médecins ont prescrit à leurs malades

dé respirer chaque jour,
pendant quelques minu-
tes, dans un nuage de va-
peurs médicamenteuses,
pour le traitement de ma-
ladies des voies de la respiration et de la circulation. C'est ainsi que nous
avons fait respirer des malades affectés de coque-
luche, d'asthme, d'angine
de poitrine, de bronchite
nerveuse, dans des flots de
vapeurs cyanhydriques ;
ou bien dans d'autres circonstances, nous les ehvi-
vironnions d'une atmos-
phère de vapeurs émol-
lientes, éthérées, opia-
cées, belladonées, digi-
talées.

CHLORURES DE BARIUM, CALCIUM.	En bains et douches de vapeurs dans certaines affections scrofuleuses.

SULFURES
DE
POTASSE, SOUDE.

En bains et douches de vapeurs contre les dartres, les scrofules, les rhumatismes ; en vapeurs respirées, contre le croup, les coqueluches opiniâtres.

MERCURE.
CYANURE,
NITRATE,
ACÉTATE.

Ont été administrés en bains et en douches de vapeurs dans le traitement des syphilides et autres affections cutanées graves; dans les exostoses, les tumeurs blanches, les engorgements du foie.

AMMONIAQUE.
CARBONATE,
ACÉTATE,
HYDROCHLORATE.

En bains de vapeurs dans les péritonites chroniques, ou bien pour rappeler ou produire une irritation éruptive de la peau dans les péritonites qui succèdent souvent aux rougeoles, aux scarlatines. Les vapeurs ammoniacales ont encore été respirées dans les cas de croup et de convulsion chez les enfants.

ASSA FOETIDA.
CAMPHRE.
En respiration dans l'angine striduleuse.

BAUMES DE TOLU, DU PÉROU, BENJOIN, MYRRHE.
En vapeurs respirées dans les maladies chroniques des voies aériennes.

GOUDRON.
En bains de vapeurs dans le traitement de la gale et de quelques autres maladies de la peau ; en vapeurs respirées dans les maladies de poitrine.

SCILLE,
DIGITALE
COLCHIQUE.

En bains et douches de vapeurs dans les affections goutteuses et rhumatismales ; dans les hydropisies.

ACIDE
SULFURIQUE.

Nous avons administré des bains de vapeurs chargées d'acide sulfurique, pour des cas d'affections prurigineuses et pustuleuses. Ces mêmes vapeurs nous ont été demandées en bains dans des cas de coliques saturnines.

Tels sont les cas pathologiques dans lesquels ces substances médicamenteuses ont été employées sous forme de vapeurs, avec un résultat si favorable et si décisif que nous avons cru devoir vous le signaler, Monsieur, afin que soumise à vos propres lumières, à vos expérimentations spéciales, cette puissante ressource médicale prenne dans la thérapeutique la place qu'elle doit y occuper.

Cette forme nouvelle de présenter à nos organes un principe médicamenteux, offre à MM. les médecins des moyens faciles de mêler ces mêmes médicaments entre eux pour en augmenter l'activité, de les combiner par 2, par 3, selon leurs vues thérapeutiques.

On porte en général à des doses considérables les médicaments que l'on veut faire pénétrer dans l'économie au moyen des applications topiques ordinaires : on sait que par cette voie la peau absorbe si peu que l'on ne risque rien de lui présenter beaucoup. Mais si l'on donne au médicament la vapeur pour véhicule, il convient d'être plus réservé dans la détermination de la dose, plus circonspect dans l'administration, parce que l'absorption médicamenteuse devient très-énergique sous l'influence de la vapeur. Nous avons vu plusieurs fois **MM.** les médecins obligés de suspendre des douches de vapeurs iodurées, pour faire cesser une surexcitation générale causée par l'absorption du médicament. Puis, quand la sensibilité générale et la sensibilité locale étaient revenues à leur type à peu près normal, ils faisaient administrer de nouveau la douches de vapeurs médicamenteuses, mais à une dose plus faible et en faisant alterner une douche émolliente avec la douche médicamenteuse. Ils accoutumaient ainsi, progressivement, les tissus à la tolérence du médicament.

La formule par laquelle nous avons

vu commencer assez généralement
MM. les médecins est celle-ci :

Iode. . . . . 1 gram.
Iodure de potassium. 2

Vaporisez et douchez pendant 10 , 15 ,
20 ou 30 minutes.

Lorsqu'ils voulaient associer la ciguë
à l'iode, ils prescrivaient d'introduire
une poignée des tiges et feuilles de la
plante dans la cassolette-douche en
même temps que l'iode, ou bien l'extrait de suc non dépuré de la plante à
la dose d'un gramme.

Les vapeurs médicamenteuses des-
tinées à être introduites dans les voies
pulmonaires par la respiration, doivent
être dosées plus faiblement. Les vapeurs cyanhydriques surtout doivent
être composées et administrées avec la
plus grande circonspection. Nous pos-

sédons des formules qui ont été appliquées nombre de fois, et qui nous donnent toute la sécurité désirable dans
l'emploi de ces héroïques médicaments.

La durée des douches de vapeurs
varie entre 10 et 30 minutes. La tolé-
rance médicamenteuse de nos tissus
s'établit autant par la durée de la douche que par la dose du médicament.
Ces deux circonstances doivent toujours
faire partie de la prescription du médecin, et n'être jamais abandonnées à
l'arbitraire d'un malade. Dans la douche
la température de la vapeur doit être
telle qu'elle produise sur les parties
qu'elle frappe *une sensation agréable de
chaleur onctueuse.* L'absortion du médicament est à la condition de cette sensation. Si la douche est trop chaude,
elle détermine au contraire une sensation de chaleur sèche, de constriction à
la peau qui empêche toute absorption.

La durée des bains de vapeurs varie entre 15 et 40 minutes. Le degré de la température doit être celui qui fait sentir la chaleur douce, onctueuse, dont nous venons de parler; il varie, chez les divers individus, entre 30 et 34 degrés Réaumur. Mais combien de fois n'avons-nous pas vu des malades, dans l'espoir d'une guérison plus rapide, contraindre nos baigneuses à élever la température de leur bain jusqu'à 40 degrés ! Sous cette excessive chaleur la peau devenait rouge, brûlante, *sèche*, les organes parenchymateux se congestaient, et les malades, plus souffrants qu'avant le bain, témoignaient leur surprise de ne sentir à la peau aucune transpiration, même aucune moiteur. Nous ne pouvons trop le répéter, les bains de vapeurs simples ou médicamenteux, de même que les douches, ne procureront aux malades les bienfaits de leur application que lorsque leur

température et leur durée seront rigou-
reusement renfermées dans les limites
que nous venons d'indiquer.

Nous terminerons cette bien courte
et bien rapide notice, en priant MM. les
médecins de vouloir bien nous mettre
dans le cas de n'administrer nos bains
et nos douches de vapeurs médicamenteuses que sur leur prescription écrite.
Nous n'administrerons selon nos formules particulières, que dans les cas où
ils se seraient contentés de nous dé-
signer, sans indication de doses, le nom
du médicament qu'ils voudront appliquer en vapeurs. C'est ainsi que nous
agirons lorsque, par exemple, ils nous
écriront : Douches *iodurées* de 10 minutes de durée ; douches *iodurées* avec
addition de *ciguë*, ou *d'opium*, ou de
datura stramonium, ou de *belladone*, ou
de *jusquiame* ; bains de vapeurs à l'*iodure de fer* ; idem au *sulfure de potasse* ;

idem au *carbonate d'ammoniaque ;* vapeurs-*cyanhydriques* pour être respirées pendant 12 minutes de durée ; idem au *stramoine*, à la *belladone*, à la *jusquiame*, à la *digitale*, à la *scille*, à l'*assa fœtida*, au *goudron*, pour être respirées pendant 15, 20, 25 minutes.

Mais lorsque MM. les médecins voudront substituer leurs formules aux nôtres (ce que nous sommes toujours très-désireux de leur voir faire), nous pouvons leur affimer qu'elles seront exécutées ponctuellement, religieusement. Si, avant de commencer un traitement par la vapeur médicamenteuse, l'un d'eux désirait de nous entretenir particulièrement et s'entendre avec nous sur tous nos moyens d'exécution, M. GIRAUD s'empresserait de déférer à l'invitation qui lui en serait adressée.

CLERMONT, IMPRIM. DE THIBAUD-LANDRIOT et Cⁱᵉ.

9 782014 087352